AF459111

40 CENTIMES LA LIVRAISON.

TRAITÉ
DES
FALSIFICATIONS
DES SUBSTANCES ALIMENTAIRES
ET
DES MOYENS DE LES RECONNAITRE

PAR

ÉMILE DANGIVILLÉ.

1re Partie. — Janvier 1850. — N° 1.

SUBSTANCES ALIMENTAIRES SOLIDES.

PARIS,
GOLDSCHMIDT FRÈRES,
PASSAGE DU CAIRE, 99.

1850.

10 centimes la livraison.

TRAITÉ
DES
FALSIFICATIONS
DES SUBSTANCES ALIMENTAIRES
ET
DES MOYENS DE LES RECONNAITRE

PAR

ÉMILE DANGUILLE.

1re Partie. — Janvier 1850. — N° 1.

SUBSTANCES ALIMENTAIRES SOLIDES.

PARIS,
GOLDSCHMIDT FRÈRES,
PASSAGE DU CAIRE, 89.

1850.

40 CENTIMES LA LIVRAISON.

TRAITÉ
DES
FALSIFICATIONS
DES SUBSTANCES ALIMENTAIRES
ET
DES MOYENS DE LES RECONNAITRE

PAR

ÉMILE DANGIVILLÉ.

1re Partie. — Février 1850. — N° 2.

SUBSTANCES ALIMENTAIRES SOLIDES.

PARIS,
GOLDSCHMIDT FRÈRES,
PASSAGE DU CAIRE, 99.

1850

40 CENTIMES LA LIVRAISON.

TRAITÉ

DES

FALSIFICATIONS

DES SUBSTANCES ALIMENTAIRES

ET

DES MOYENS DE LES RECONNAITRE

PAR

ÉMILE DANGIVILLE

1re Partie. — Février 1850. — N° 2.

SUBSTANCES ALIMENTAIRES SOLIDES.

PARIS,
GOLDSCHMIDT FRÈRES,
PASSAGE DU CAIRE, 96.

1850.

TRAITÉ
DES
FALSIFICATIONS
DES SUBSTANCES ALIMENTAIRES
ET
DES MOYENS DE LES RECONNAITRE

PAR

ÉMILE DANGIVILLÉ.

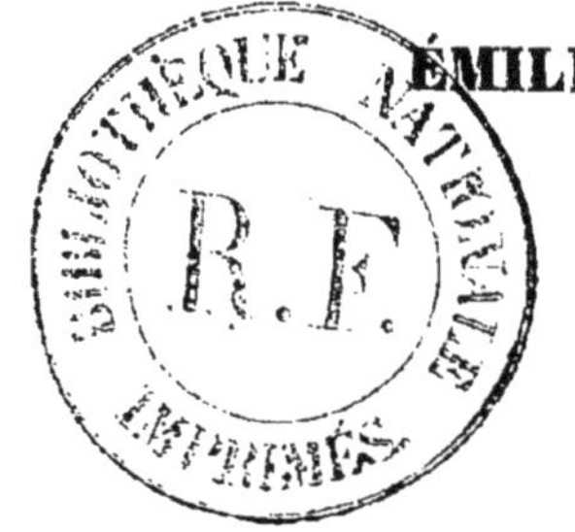

La société est coupable d'empoisonnement quand elle ne sait pas empêcher la fraude des boissons et des aliments.

RASPAIL, *Manuel de la santé.*

PARIS.
GOLDSCHMIDT FRÈRES,
PASSAGE DU CAIRE, 99.

1850.

AVANT-PROPOS.

La question des falsifications des substances alimentaires est une de celles qui intéresse le plus la société tout entière, et sous le rapport hygiénique et sous le rapport économique ; c'est aussi sous ce double point de vue que nous l'envisagerons, et après avoir donné les moyens matériels de reconnaître les falsifications, nous verrons si les gouvernements peuvent les prévenir par une disciplination de la libre concurrence, ou, au contraire, en levant les barrières qui s'opposent à la liberté du commerce et de l'industrie.

Jamais, comme à notre époque, la fraude n'a pris un si grand développement et ne s'est produite au jour avec autant d'impudence et, il faut le dire, avec autant d'habileté. Tandis que les grands industriels, dont notre pays s'honore à juste titre, concevaient et mettaient à exécution les belles découvertes qui devaient élever si haut notre nom et assurer notre prépondérance sur tous les marchés du monde, des falsificateurs adroits, laissant de côté tout point d'honneur national, s'apprêtaient à ternir ce même nom français et à discréditer la marque de nos marchandises. C'est ainsi que nous nous sommes vus supplantés par d'autres peuples qui n'avaient sur nous que le seul avantage d'une plus grande probité.

On aurait peine à nous croire, si nous voulions entrer dans le détail des fraudes auxquelles se sont livrés certains spéculateurs français vis-à-vis du peuple chinois, qui est peut-être le plus consciencieux de tous les peuples de la terre dans ses rapports commerciaux. Des chargements entiers de salaison renfermant des viandes de rebut mêlées avec de la viande de bonne qualité, des draps étirés à la mécanique pour gagner sur l'aunage, des paquets d'aiguilles non percées et autres choses semblables, telles sont les causes qui ont contribué à détruire notre influence dans ces parages.

Dans notre pays, nous aurons à constater des faits aussi pénibles et aussi déplorables; la fraude s'est mêlée de tout, journellement nous sommes aux prises avec elle, et journellement le médicament qui devait ranimer les forces du malade épuisé reste sans effets, quand il n'en produit pas de désastreux. Mais c'est principalement la classe malheureuse, la classe souffrante qui est à plaindre quand elle vient échanger le produit d'un labeur long et pénible contre un aliment ou une boisson qui devient pour elle un véritable poison. Pour qui la viande des animaux morts sous le travail ou sous l'infection de l'épizootie? pour qui le vin bleu de la barrière ou le pain mal enfourné du boulanger? si ce n'est pour celui dont l'estomac délabré réclamerait une nourriture saine et abondante.

On ne saurait trop appeler l'attention de l'autorité sur des faits qui se reproduisent malheureusement trop souvent, malgré sa bienveillante sollicitude. Maintenant, que les doctrines subversives des partisans de Fourier, d'Owen et autres philanthropes dangereux font chaque jour des progrès dans la classe ouvrière, on doit s'attacher plus que jamais à faire exécuter dans toutes leurs rigueurs les règlements de police concernant la vente des aliments qui, par suite d'altérations, peuvent porter atteinte à la santé des citoyens.

Vendre pas cher, telle est maintenant la devise d'un grand nombre de commerçants et la condition à laquelle est attachée leur existence mercantile; pour arriver à ce but, il n'est pas de moyens qu'ils n'emploient, depuis le petit stratagème sans conséquence jusqu'aux fraudes les plus coupables et les plus sévèrement punies par la loi.

C'est un devoir, nous dirons même plus, c'est une bonne action pour tout homme connaissant une falsification, de la dévoiler et de la rendre impossible, en l'affichant au pilori de l'opinion publique. Voici où nous en sommes arrivés, après une ère de vingt ans de paix, de prospérité industrielle et de développement commercial : un tel résultat ne doit pourtant pas décourager, ce doit être un stimulant pour tous ceux qui ont conservé les saines traditions de probité et de loyauté de nos pères. Espérons que l'heureux concours des particuliers et du gouvernement parviendra à détruire une des plaies les plus hideuses qui puissent ronger le commerce et l'industrie d'une grande nation.

Qui n'a pu voir journellement quelques-unes de ces annonces pompeuses où l'on engage le consommateur, *dans son intérêt*, à se méfier des falsificateurs et à ne se fournir que dans les maisons recommandables dont nécessairement on fait suivre le nom et l'adresse. Combien de fois n'avons-nous pas vu de ces produits, des chocolats surtout, démentir honteusement l'annonce, quand nous les soumettions à l'investigation chimique. Il y a un an, quand les épiciers commencèrent à débiter les vins à 7 et 8 sous la bouteille, n'eurent-ils pas tous la précaution d'afficher à leur porte *vin naturel à 8 sous*, s'accusant ainsi de fraudes mutuellement? En général, nous engageons le consommateur à ne jamais tant se méfier d'un produit que quand on met à contribution toutes les ressources de la publicité pour en prôner la bonne qualité.

Le commerçant consciencieux n'emploie pas tous ces moyens, il laisse le public juge de la bonne ou de la mauvaise qualité de ses produits, et ne prend pas une initiative qui est le seul apanage du charlatanisme.

En fait de falsifications, il s'est fait des choses qui surpassent tout ce que l'on peut imaginer. C'est ainsi que l'on en est arrivé à frauder quelques denrées avec d'autres denrées elles-mêmes déjà fraudées ; nous ne citerons pour exemple que le café en poudre, que nous avons vu falsifié avec de la chicorée mélangée de poudres végétales tarifées, ou même du marc de café.

Les consommateurs, sans le savoir, ont quelquefois rendu les falsifications nécessaires. Toutes les personnes qui ont habité la campagne savent que le beurre n'offre pas toujours la couleur jaune qu'on lui connaît sur les marchés de Paris ; il est quelquefois presque totalement blanc, et, pour pouvoir le vendre avantageusement, les fermiers sont obligés de le colorer artificiellement.

Il ne faut pas croire que la peinture que nous faisons soit au-dessus de la vérité, car nous serons à même de constater que l'on a exagéré certaines fraudes, dont le public s'est quelquefois alarmé à tort. N'a-t-on pas accusé certaines personnes, dans l'épidémie cholérique de 1832, d'empoisonner le vin et même l'eau des fontaines, et, persuadé de cette idée, le peuple ne s'est-il pas livré à des actes de violence regrettables?

Dans cet ouvrage, nous nous sommes efforcés de divulguer toutes les fraudes, comme de combattre tous les préjugés; car nous croyons les uns et les autres aussi dangereux. Nous n'avons pourtant pas voulu restreindre notre cadre aux falsifications proprement dites; nous avons cru indispensable de décrire les altérations des substances alimentaires indépendantes de la volonté du vendeur, et nous avons indiqué les moyens de les prévenir ou même d'y remédier quand ils existaient.

C'est ainsi que nous avons traité la question des céréales, entrant dans quelques détails sur la conservation des grains : question si intéressante pour les particuliers et les gouvernements, par l'influence qu'elle exerce sur l'approvisionnement des blés pour prévenir la disette. N'oublions pas que la première révolution a été faite aux cris de : *Du pain ! du pain!* poussés par une population affamée.

Les altérations naturelles deviennent le plus souvent le sujet de véritables fraudes de la part des commerçants quand ils livrent comme sain un produit dont ils n'ignorent pas l'altération, et nous pouvons même dire dès à présent que les falsifications les plus importantes des deux premières substances alimentaires, le pain et le vin, consistent principalement dans des mélanges de farines ou de vins de bonne qualité avec d'autres de ces mêmes produits de qualité inférieure.

Pour la facilité du classement, et pour suivre un ordre rationnel dans l'étude des substances alimentaires, nous les avons divisées en trois parties, comme on pourra le voir par le tableau qui suit. La première partie comprend les substances alimentaires solides; la deuxième, les substances alimentaires liquides, et enfin nous avons rangé dans la troisième tous les condiments. Dans chacune de ces trois grandes classes nous avons fait des subdivisions, rangeant les aliments d'après leur composition chimique analogue ou d'après leurs emplois spéciaux.

Sous le nom de Conserves nous passerons en revue les altérations et les falsifications des viandes fumées, des poissons conservés, soit dans la saumure ou le sel; des légumes tout préparés, tels que la chicorée, les épinards, la laitue; enfin tous les produits dont l'industrie a cherché à prévenir l'altération par des procédés appropriés à chaque produit en particulier.

TABLE MÉTHODIQUE DES MATIÈRES.

PREMIÈRE PARTIE.

SUBSTANCES ALIMENTAIRES SOLIDES.

DEUXIÈME PARTIE.

SUBSTANCES ALIMENTAIRES LIQUIDES.

Aliments liquides proprement dits.	22	Lait.
	23	Thé.
	24	Café.
Boissons	25	Eau.
	26	Eau de seltz.
	27	Vins.
	28	Bière.
	29	Cidre.
	30	Poiré.
	31	Hydromel.
	32	Eau-de-vie.
	33	Kirsch.
	34	Rhum.
	35	Absinthe.
	36	Liqueurs de table.
	37	Orgeat.
	38	Punch.
	39	Limonade, etc., etc.
	40	Sirops en général.

TROISIÈME PARTIE.

CONDIMENTS.

Assaisonnements	41	Vinaigre de vin, etc.
	42	Huiles en général.
	43	Sucre.
	44	Cassonade.
	45	Sel gris et blanc.
Condiments	46	Capres.
	47	Cornichons.
	48	Champignons.
	49	Cannelle.
	50	Muscade.
	51	Gérofle ou girofle.
	52	Poivre noir et blanc.
	53	Vanille.
	54	Safran.
	55	Fleur d'oranger.

Nous traiterons chaque produit dans l'ordre dans lequel il se trouve placé dans le tableau qui précède, et enfin nous terminerons l'ouvrage par quelques aperçus sur la question des falsifications, considérée dans ses rapports avec la liberté du commerce et la protection à accorder à l'industrie.

Il ne nous reste plus maintenant qu'à remercier les quelques personnes qui ont bien voulu nous aider de leur expérience dans une matière si délicate ; nous les prions d'agréer ici nos sincères remercîments, et, si nous pouvons avoir fait un ouvrage vraiment utile, de prendre leur part d'un succès dû plus à elles qu'à nous, qui n'avons fait qu'enregistrer leurs précieuses observations.

TRAITÉ

DES

FALSIFICATIONS.

PARIS. — IMPRIMERIE SCHNEIDER,

Rue d'Erfurth, 1.

PREMIÈRE PARTIE.

SUBSTANCES ALIMENTAIRES SOLIDES.

ALIMENTS FÉCULENTS AZOTÉS.

I. CÉRÉALES.

Sous le nom de céréales, on comprend les fruits de diverses plantes de nos pays, appartenant à la famille des Graminées, et qui sont employés à la nourriture de l'homme et même des animaux. De toutes les céréales, la plus importante, et par conséquent celle dont l'étude nous intéresse le plus, est le froment cultivé (*Triticum sativum*, L.), connu plus particulièrement sous le nom de blé. Nous n'entrerons pas dans le détail des diverses variétés de blé connues sous les noms de blé amidonnier, de Sologne, de Tangarock, de miracle, d'abondance, avrillet, Fallenberg, nous ferons seulement remarquer que l'on peut ramener toutes ces variétés à deux grandes classes, les blés durs et les blés tendres; en d'autres termes, les blés riches en gluten, ou matière nourrissante, et les blés riches en amidon; on pourrait faire une troisième classe intermédiaire, sous le nom de blés demi-durs. Les blés tendres sont complétement opaques, offrent peu d'agrégation et se réduisent facilement en une farine de la plus grande blancheur; les blés durs, au contraire, comme le blé de Tangarock, ont un aspect corné, laissent traverser en partie la lumière et donnent une farine tirant plus sur le gris. Les blés demi-durs participent des caractères extérieurs des deux qualités précédentes et sont les plus généralement employés pour la confection du pain. Les blés blancs sont recherchés par les amidonniers.

La France produit plus de blé qu'il n'en faut à sa consommation, ainsi que nous allons essayer de le démontrer par quelques chiffres. En 1843, la récolte fut de 204,165,194 hectolitres de blé, et la consommation de 182,080,752 hectolitres, soit un excédant de production de 22,084,442 hectolitres; en d'autres termes, et en prenant la moyenne de plusieurs années, la France produit pour trois cent quatre-vingt-dix-huit jours de nourriture. Nous serions donc à l'abri des disettes si l'on pouvait conserver l'excédant des bonnes récoltes pour le reporter sur les mauvaises, et établir ainsi continuellement une balance dans l'approvisionnement. Malheureusement il n'en a pas été ainsi jusqu'à présent, et cela tient à plusieurs causes : d'abord les grains perdent en magasin une partie de leur poids, quelques soins que l'on apporte à leur conservation; ensuite ils sont sujets à être attaqués par les insectes et les champignons. Nous allons étudier successivement quel est le genre d'altérations que font subir au blé ces deux sortes de parasites.

Blés attaqués par les insectes. — Parmi les insectes qui s'attaquent au blé, celui qui cause le plus de ravages est le charançon (*Calendra granaria*), connu aussi, dans quelques localités, sous le nom de calandre. Ce coléoptère, qui est le sujet de si grandes pertes pour les agriculteurs, est à peu près long d'une ligne et demie, et c'est avec une sorte de petite trompe, à l'extrémité de laquelle sont ses mâchoires, qu'il perce les grains de blé pour se nourrir et déposer ses œufs. La larve du charançon se présente sous forme d'un petit ver blanc, qui ronge le grain sur lequel il a été déposé et s'en approprie toute la matière nourrissante, au point de ne laisser que la pellicule du blé. Cet insecte est d'autant plus nuisible, qu'il se multiplie avec une rapidité prodigieuse, et qu'il suffit de quelques charançons dans un grenier pour détruire tout une récolte, si on ne vient à temps arrêter leurs ravages, comme nous l'indiquerons tout à l'heure.

Pour donner une idée de l'incroyable fécondité des charançons, nous citerons quelques nombres tirés d'un excellent article de Payen, sur la conservation des grains, dans son *Traité de chimie industrielle.*

« Avec une température convenable, douze

paires de charançons dans un hectolitre de blé peuvent se multiplier au point de procréer soixante-quinze mille individus, susceptibles de détruire chacun trois grains, ce qui fait 9 kilog. de blé pour 75 kilog., ou 12 p. 100 de la masse totale du blé. »

Ces ravages seraient plus effrayants, si depuis longtemps on n'avait trouvé les moyens de débarrasser le blé, au moins momentanément, de ces hôtes incommodes. Pour cela, on pratique une opération connue sous le nom de pelletage, et qui consiste à remuer les grains à la pelle; les charançons, effrayés du mouvement, se sauvent; mais aussitôt qu'on laisse le blé en repos, ils reviennent, et ainsi de suite autant de fois qu'on renouvelle cette opération. Le pelletage est des plus dispendieux et ne remplit qu'une partie du but que l'on se propose; comme il est indispensable, on peut donc dire que les charançons sont une cause de perte journalière pour le cultivateur. On s'est occupé de divers moyens de détruire les charançons, et jusqu'à présent on n'a pas parfaitement réussi. Tout dernièrement, un chimiste anglais, M. William Little, a fait de nombreuses expériences sur ce sujet, à la suite desquelles il a reconnu que ces insectes, d'une force de vitalité très-grande, succombaient sous l'action de l'ammoniaque liquide. Ce moyen nous semble d'une application difficile en grand. Son auteur mélange à la terre contenant les charançons une très-petite quantité de chaux caustique et de sel ammoniac en poudre. Cette question est assez intéressante pour que l'on fasse des essais en grand. Nous donnons un peu plus loin un appareil inventé par un de nos compatriotes, et qui résout complétement la question.

Pour reconnaître les grains attaqués des charançons, il y a un moyen très-simple : il consiste à prendre une poignée du grain et à la jeter dans un vase plein d'eau; tous les grains sains iront au fond, tandis que les autres surnageront. On pourra alors aisément en estimer la plus ou moins grande quantité.

Après le charançon vient un insecte qui produit des ravages incomparablement moins grands, mais contre lesquels on doit pourtant être prémuni; cet insecte est la teigne des grains (*Linea granella*). A l'état de chenille, il lie plusieurs grains ensemble avec ses fils, et se construit ainsi une espèce de réduit, d'où il sort pour ronger les grains. Il ne fuit pas, comme le charançon, par le pelletage, protégé par l'abri qu'il s'est construit.

Nous pourrions encore citer un autre insecte, la teigne des blés, qui ronge le grain à la manière des charançons.

Blés attaqués par les champignons. — Les céréales, en général, sont assez souvent sujettes à une maladie connue sous le nom de charbon, et qui est produite par un champignon (l'*Uredo carbo*).

Les maladies connues sous le nom de carie; de rouille, sont aussi dues à d'autres champignons; le blé attaqué par la rouille porte le nom de *blé broui*. Tous ces parasites agissent en s'appropriant la substance féculente du grain; lorsque la maladie est arrivée à son apogée, celui-ci est converti en une matière noirâtre et se réduit facilement en poussière. Nous ne nous arrêterons pas plus longtemps sur ces altérations si connues, pour parler immédiatement de la maladie connue sous le nom d'ergot et qui s'attaque particulièrement au seigle, qui porte alors le nom de *seigle ergoté*. On a été pendant longtemps incertain sur la nature de l'ergot; les uns l'attribuant à un cryptogame, d'autres à la piqûre d'un insecte, d'autres enfin à une maladie spontanée du grain, indépendante de toute cause extérieure. Les dernières expériences ont démontré que l'ergot était occasionné par un champignon auquel on a donné le nom de (*Sphacelia segetum, Léveillé.*) Le seigle qui en est atteint se présente sous une forme cylindrique, allongée, un peu arquée, d'une couleur violacée tirant sur le brun et d'une odeur désagréable se rapprochant de celle du moisi; il a été connu et l'est encore sous les différents noms de seigle commun, seigle noir, blé farouche, etc. Il se développe surtout dans les années pluvieuses et dans les terrains humides et sablonneux.

Il est très-important de s'assurer si un seigle n'en renferme pas, car, mélangé en quantité notable avec la farine, il peut occasionner des accidents graves, et souvent même la mort.

Son action sur l'économie animale se divise : tantôt il agit sur le système nerveux et est appelé ergotisme convulsif ; il occasionne alors des contractions musculaires, des vertiges, et même quelquefois la cécité ; la salive est abondamment sécrétée, la faim extrême, et il donne lieu à tous les accidents épileptiques. Tantôt, au contraire, son action se porte sur les extrémités, qui deviennent douloureuses : engourdissement des jambes, peau froide et livide, puis enfin gangrène, d'où on a donné à cette terrible maladie le nom d'ergotisme gangréneux. Une fois arrivé à ce point, le malade court les plus grands dangers, surtout quand l'infection est telle, que des doigts se détachent du pied et que la décomposition morbide des chairs s'étend jusqu'à la partie supérieure des membres.

Bien des accidents graves sont résultés souvent de l'usage de farines renfermant de ce violent poison ; de véritables épidémies se sont produites dans certains pays, par suite de grandes quantités de céréales attaquées de l'ergot.

Le seigle ergoté est employé maintenant en médecine pour quelques usages spéciaux.

On dit que le blé est *vermoulu* quand le chaume

en est gâté par des insectes qui se fixent au-dessus du premier nœud de l'épi.

BLÉS ÉCHAUFFÉS, MOUILLÉS, COULÉS. — On appelle, dans les départements du midi de la France, blés échauffés ceux dont une partie de la matière alimentaire a été détruite par une fermentation causée par l'action des vents du sud-est survenus au moment de la maturité.

Les blés sont dits mouillés quand, par suite des pluies qui règnent ordinairement en juillet, août et septembre, ils ont été sensiblement altérés.

Enfin, on appelle blé coulé un grain, composé presque entièrement de son, qui a résisté à la coulée, mais qui n'a pas prospéré.

BLÉS MÉLANGÉS D'IVRAIE ET DE MÉLAMPYRE. — Quelquefois les blés se trouvent mélangés aux graines d'ivraie (*Lolium temulentum, Sp.*) et de mélampyre (*Melampyrum arvense*), connu aussi sous les noms de blé de vache, rougelle, etc.

On a attribué à l'ivraie des propriétés beaucoup plus nuisibles qu'elle n'en a réellement, et quand on l'a accusée d'être la cause d'accidents graves, et même de mort par suite de sa présence dans le pain, il y a évidemment beaucoup d'exagération, ou bien il faut qu'elle ait été mélangée dans des proportions considérables; ce qui nous paraît bien difficile, car alors on se serait aperçu de sa présence. Tout récemment, des expérimentateurs ont été jusqu'à refuser à l'ivraie toutes propriétés délétères; sans adopter cette opinion trop exclusive, nous rappellerons seulement que Parmentier a indiqué que l'on peut faire de très-bon pain avec la graine de l'ivraie, quand on a eu préalablement la précaution de la faire sécher au four.

La farine qui contient de la graine de mélampyre donne un pain malsain, d'une odeur désagréable et d'une couleur rouge violacée d'autant plus foncée, que le mélampyre y est en plus grande quantité. Nous indiquerons à l'article farine les moyens de reconnaître la présence de cette graine étrangère au blé.

Conservation des grains. Appareil Vallery. — Déjà depuis longtemps on avait essayé de divers moyens de conserver les grains, comprenant toute l'importance de cette question; c'est ainsi qu'en Espagne et en Italie on les met quelquefois dans des silos creusés dans la terre et qui préservent le blé des brusques changements de température qui lui sont préjudiciables; mais, quoiqu'offrant de grands avantages, ce procédé n'est pas à comparer à l'appareil dont nous allons donner la description, et qui est dû à M. Vallery.

Cet appareil, auquel son inventeur a donné le nom de grenier mobile, est basé sur ce fait, que nous avons déjà mentionné, que les charançons abandonnent le blé aussitôt qu'il est dans un état d'agitation, quelque faible, du reste, qu'il soit.

Pour résoudre la question, il fallait donc trouver un grenier dans lequel le grain fût continuellement en mouvement, et où l'on pût réaliser pourtant les conditions d'aération et de ventilation convenables. Le grenier mobile, qui remplit toutes ces conditions, se compose (pl. I, fig. 1) d'un vaste cylindre, dont on peut voir la coupe en A, et qui est divisé dans son intérieur en huit parties par huit cloisons partant du centre comme autant de rayons; chacune de ces huit parties est divisée elle-même en quatre autres par des cloisons dans le sens de la longueur (fig. 2). Le cylindre, fermé à ses deux extrémités, est supporté par les montants *bb*, et peut facilement tourner sur son axe; excepté les extrémités, toute la surface du cylindre, les cloisons intérieures, le cylindre M, qui se trouve au centre de l'appareil et dans toute sa longueur, sont garnis d'ouvertures rectangulaires, fermées avec une toile métallique d'un numéro tel que les mailles, trop petites pour laisser passer le grain, soient assez grandes pour laisser échapper les charançons. Tout le grenier tourne sur son axe au moyen de la manivelle fixée en *c*, et de la roue dentée *dd*. La même manivelle, au moyen d'une poulie de renvoi *e*, fait marcher le ventilateur G, qui détermine l'afflux de l'air extérieur dans l'appareil, et, par suite, la dessiccation du grain. On remplit les trente-deux cases par des ouvertures appropriées. Dans les fig. 1 et 2, les grains de blé ont été figurés par un pointillé.

On a obtenu de l'appareil de M. Vallery les plus heureux résultats, tant sous le rapport de la conservation et de la préservation du blé, que sous le rapport économique; effectivement, les frais d'un semblable grenier ne sont pas si élevés que ceux qu'occasionnent le pelletage à bras d'homme. Il serait à désirer que l'usage en devienne générale. Qui empêcherait, par exemple, que chaque village n'en fît faire un ou deux à frais communs ; les déboursés seraient bientôt couverts par le produit de la location des cases : chaque fermier pourrait avoir la sienne, qu'il fermerait à clef, et où il pourrait trouver, par conséquent, toutes les garanties désirables. Dans l'appareil que nous avons décrit, il n'y a que trente-deux cases; on pourrait en faire un plus grand nombre, suivant les besoins de chaque localité.

Pour faire apprécier l'importance du grenier mobile, nous ne pouvons mieux faire que de rapporter les conclusions faites par les commissions de l'Académie des sciences et de la Société d'agriculture.

Il en résulte :

« 1° Que cinq à six mille charançons, placés dans deux hectolitres de grains, et laissés en repos pendant onze jours pour favoriser l'accouplement et la ponte, ont été expulsés en trois jours de rotation, et que, le mouvement imprimé à l'appareil ayant été continué pendant vingt et un jours, tous les charançons arrivés à l'état d'insectes parfaits ont été expulsés; ce mouvement, qui n'empêche ni l'éclosion, ni le développement des larves, arrête la multiplication la plus redoutable de ces insectes.

« 2° Que trente-sept à trente huit mille charançons furent expulsés de vingt hectolitres de grain en trois jours, à l'aide d'une rotation alternativement interrompue et reprise.

« 3° Que du blé mouillé, au point que son volume était augmenté de 16 p. 100, y fut suffisamment séché en dix heures, au moyen de l'aspiration continue du ventilateur. »

Extrait d'un rapport à la Société d'encouragement.

« La contenance de l'appareil présenté par M. Vallery est de 1,400 hectolitres, d'où il résulte une contenance de 1,000 hectolitres. M. Vallery, pour rendre ces expériences plus concluantes, l'avait chargé de 1,150 hectolitres, pesant 85,000 kilogrammes. Le poids de l'appareil est de 20,000 kilogrammes; c'est un cylindre de 9 mètres de longueur sur 4 mètres 66 de diamètre, et pesant 105,000 kilogrammes, auquel des dispositions convenables permettent d'imprimer un mouvement régulier de rotation.

« Il résulte d'un devis dont nous avons vérifié les bases, que l'appareil doit coûter environ 4,492 fr., et qu'en y ajoutant, pour bénéfices et frais généraux, la somme de 1,508 fr., on doit pouvoir livrer un grand appareil pour la somme de 6,000 fr. Ajoutant, pour couverture de l'appareil, 15 fr. par mètre, la dépense totale est donc de 6,600 fr., ou 6 fr. 60 c. par hectolitre.

« Le prix moyen d'un grenier ordinaire pour 100 hectolitres, avec l'espace nécessaire pour le pelletage, blutage, etc., ne peut être évalué à moins de 8,300 fr., ou 8 fr. 30 c. par hectolitre. L'appareil de M. Vallery présente donc une économie de 25 p. 100 environ sur les frais de premier établissement.

« Quant à l'économie de manutention, considérant un tour de cylindre comme l'équivalent d'un pelletage ordinaire, le remuage par force d'homme de l'appareil Vallery sera, avec le pelletage manuel, dans la proportion de 1 à 56; or, dans les greniers ordinaires, le pelletage se fait à bras d'hommes, tandis que plusieurs greniers mobiles peuvent être mis en mouvement par une seule machine à vapeur, dont la force coûte dix fois moins. Le rapport des prix entre cette sorte de pelletage si efficace et le pelletage si insuffisant des magasins usuels serait alors de 1 à 560. »

II. FARINES.

Nous ne nous occuperons que de la farine de froment, avec laquelle on fait le pain que l'on consomme habituellement. Cette denrée, qui s'obtient directement du blé par la mouture, est la substance alimentaire qui nous est le plus indispensable, et malheureusement aussi celle qui est le plus souvent fraudée! Il serait à désirer que des mesures sévères fussent prises afin de faire cesser cet état déplorable. Qui empêcherait que l'on n'exigeât, comme l'avait proposé M. Chevallier, que tous les sacs fussent scellés et plombés par l'autorité même, comme cela se fait en Chine pour divers produits, tels que le musc, quelques thés, etc. On jugera de l'opportunité de cette mesure par la liste suivante des produits qui ont été, à diverses époques, mélangés avec la farine :

Eau, pour en augmenter le poids,
Son et remoulages,
Farine de riz,
— de maïs,
— de graine de lin,
— de sarrasin,
— d'orge,
— de seigle,
— de mélampyre,
— de légumineuses (féveroles, pois, lentilles, haricots, vesces, fèves),

Fécule de pommes de terre,
Sable,
Chaux,
Os calcinés,
Albâtre,
Arsenic,
Plâtre,
Craie.

Indépendamment de ces altérations, la farine est sujette à être attaquée par les insectes.

Nous passerons en revue chacune de ces falsifications; nous étudierons leur influence sur l'économie animale, et nous donnerons les moyens de les reconnaître les plus simples possibles; mais, avant, il faut que nous nous rendions compte de la composition de la farine, des caractères qui distinguent celles qui sont saines de celles qui sont avariées ou de qualité tout à fait inférieure, et que nous décrivions les quelques appareils qui ont été proposés pour estimer ce produit.

Analyse de la farine, estimation du gluten.— Quand on fait une pâte avec de la farine et de l'eau, et qu'on malaxe une portion de cette pâte sous l'eau, en ayant bien soin de ne pas la diviser, l'eau blanchit, et, au bout d'un certain temps, il ne reste plus dans la main qu'une substance grisâtre, molle, élastique, s'étendant facilement comme une membrane animale, et adhérant aux doigts, quand on n'a pas la précaution de les tenir mouillés. Cette substance est ce que l'on appelle le gluten de la farine : c'est la matière nourrissante, et une farine est d'autant plus estimée, qu'elle en contient davantage. D'un autre côté, si on laisse en repos l'eau dans laquelle on a opéré, il se dépose bientôt au fond du vase qui la contenait une matière très-blanche, pulvérulente, et qui n'est autre chose que l'amidon, que tout le monde connaît. L'eau claire qui reste tient en dissolution quelques sels et des matières extractives.

La farine est donc composée ainsi qu'il suit :

Sur cent parties, d'après Proust :

Amidon.	74	5
Gluten.	12	5
Extrait muqueux sucré.	12	
Résine.	1	
	100	

D'après une analyse plus récente de Payen, pour les trois qualités de blé dont nous avons déjà parlé.

	Blé dur de Venezuela.	Blé demi-dur de Brie.	Blé blanc (t.) tuzelle.
Amidon.	58 12	68 65	75 31
Gluten et autres matières azotées.	22 75	16 25	11 20
Dextrine, glucose ou substances congénères.	9 50	7	6 05
Matières grasses.	2 61	1 95	1 87
Cellulose.	4	3 40	3
Silice, phosphate de chaux, etc.	3 02	2 75	2 12

La seconde analyse que nous donnons est beaucoup plus complète que la première ; il résulte de son inspection que, même parmi des farines de bonne qualité, il peut y avoir de grandes différences de composition chimique, et par conséquent de grandes différences aussi dans la qualité du pain obtenu, étant posé en principe que c'est au gluten qu'il doit de lever facilement, de donner une pâte légère et de facile digestion. Il est donc de la plus grande importance pour le boulanger, quand il achète une farine, de se rendre un compte exact de sa qualité et de son rendement probable.

Il peut encore arriver qu'une farine contienne réellement la quantité de gluten nécessaire pour une bonne panification, mais que ce gluten soit altéré : c'est ce qui a lieu quand on laisse la farine à l'humidité ; il se forme des moisissures et quelquefois aussi une véritable fermentation, dont les effets sont de retirer au gluten ses propriétés extensibles. Pour reconnaître la bonne ou la mauvaise qualité des farines, les boulangers en prennent ordinairement une petite quantité qu'ils pétrissent dans la main avec la quantité d'eau nécessaire pour l'amener à l'état d'une pâte demi-molle, qu'ils étirent entre les doigts ; quand elle *s'allonge* beaucoup, c'est un signe de bonne qualité ; quand, au contraire, elle est *courte*, qu'elle se casse facilement, c'est un indice de qualité inférieure. Ce procédé, mis en pratique par des personnes qui en ont l'habitude, peut donner quelques résultats, quoique bien des circonstances puissent venir les modifier : une plus ou moins grande quantité d'eau, qui elle-même offre divers degrés de température, un pétrissage plus ou moins prolongé et bien fait. Nous ne conseillerons jamais à des personnes peu exercés ce procédé, qui pourrait quelquefois les induire en erreur.

C'est pour parer à l'insuffisance, tant de ce moyen en particulier que d'autres tout aussi incomplets, que deux boulangers de Paris, MM. Robine et Boland, ont proposé l'emploi de deux procédés offrant toutes les garanties désirables à leurs confrères.

Le petit instrument pour estimer la quantité de gluten d'une farine, inventé par M. Robine, syndic des boulangers de Paris, est connu sous le nom d'*Appréciateur des farines* ; celui de M. Bolond, auquel il a donné le nom d'*Aleuromètre*, est pour estimer la qualité du gluten, et a valu à son auteur une médaille d'or de la Société d'encouragement pour l'industrie nationale.

Ces deux appareils sont le complément l'un de l'autre; nous allons les décrire successivement et entrer dans quelques détails sur la manière de s'en servir.

Appréciateur des farines.

L'appréciateur des farines est basé sur la propriété qu'a l'acide acétique ou vinaigre distillé, vinaigre radical, de dissoudre le gluten sans attaquer l'amidon ; tout le monde alors comprendra qu'en traitant une farine par cet agent on isolera tout le gluten : c'est ce qu'a fait M. Robine. Mais, une fois isolé, il fallait en déterminer la quantité ; divers moyens se présentaient. L'auteur a choisi le plus simple et aussi le plus commode ; il emploie l'aréomètre ou pèse-liqueurs et le divise de telle façon, que chaque degré représente un pain de deux kilogrammes, en employant une quantité de farine, représentant un sac de cent cinquante-neuf kilogrammes, et la traitant par une quantité déterminée d'acide acétique titré. Nous allons suivre succinctement M. Robine dans la description qu'il a faite de la manière d'opérer avec l'appréciateur.

On prend de l'acide acétique aussi pur et concentré que possible, et on l'étend d'eau jusqu'à ce que l'appréciateur y marque 95°. Il faut, autant que possible, opérer à 15 degrés de chaleur. On prend ensuite 24 grammes de farine si elle est belle, et 32 grammes si elle est de deuxième ou de troisième qualité. On divise cette farine dans un petit mortier, et on y verse 183 grammes de l'acide que l'on a préparé, si l'on a employé 24 grammes de farine; et si l'on a pris 52 grammes, il faut porter la dose de l'acide à 244 grammes. On délaye bien le tout ensemble, en évitant de laisser des grumeaux se former. Il est préférable de verser l'acide en plusieurs fois. On transvase dans un verre à expérience, qu'on recouvre d'une feuille de papier; on maintient la température à 15 degrés, et on laisse déposer la liqueur pendant une heure. Au bout de ce temps, on voit que le liquide a laissé déposer une couche formée d'amidon et de son. L'acide acétique qui surnage, d'un aspect laiteux, tient en dissolution le gluten; on enlève quelques écumes qui sont à sa surface, et on le décante dans une éprouvette (planche II, fig. 1, A). C'est un petit vase que l'on emploie pour tous les essais au pèse-liqueurs. On y plonge alors l'appréciateur dont on peut voir la disposition (planche II, fig. 1), et on examine jusqu'à quel degré il s'enfonce dans le liquide; ce degré indique la quantité de pain de 2 kilogrammes que la farine éprouvée doit donner par sac de 159 kilogrammes. Une farine de bonne qualité ordinaire doit marquer 101 à 104 degrés à l'appréciateur, c'est-à-dire qu'un sac de 159 kilogrammes doit fournir de 101 à 104 pains de 2 kilogrammes.

L'appréciateur des farines peut quelquefois induire en erreur, car, nous l'avons déjà dit, il ne suffit pas qu'une farine contienne une proportion donnée de gluten, il faut encore que ce gluten se trouve dans des conditions particulières et indispensables à une bonne panification. Ensuite, l'acide acétique ne dissout pas que le gluten, il dissout aussi divers sels de la farine, des matières albumineuses, la dextrine qui y est contenue naturellement, indépendamment de celle qu'on aurait pu y ajouter frauduleusement (1).

C'est par toutes les raisons que nous venons d'énumérer que l'appréciateur n'est pas appelé à rendre à la boulangerie les services du petit instrument dont nous allons donner la description.

Aleuromètre.

L'aleuromètre, dû à M. Boland, est pour déceler si le gluten d'une farine n'a pas été altéré, soit par la mouture, la dessiccation ou la fermentation, trois causes d'altération pour lui, en ce qu'elles viennent modifier plus ou moins profondément ses propriétés extensibles.

Cet instrument (2) (planche II, fig. 2) se compose de quatre pièces distinctes. La première, le fourneau, est une espèce d'enveloppe légèrement conique et ouverte à sa partie supérieure pour recevoir l'étuve ; sa partie in-

(1) Cette falsification n'est probablement pas à craindre en raison du prix élevé de la dextrine.

(2) On peut se le procurer chez M. Gauthier, rue Baillet, 5.

férieure est terminée par un fond sur lequel on place une cassolette à alcool. La seconde est l'étuve : celle-ci est un cylindre terminé par un fond sphérique, dans lequel on met de l'huile de pied de bœuf de préférence, ou toute autre huile, jusqu'à la partie élargie qui sert à l'appuyer sur le fourneau. Sa partie supérieure est terminée par un couvercle qui s'enlève à volonté et au centre duquel est fixé un fourreau fermé seulement à sa base, lequel plonge dans l'huile en fermant l'étuve ; ce fourreau sert à recevoir alternativement le thermomètre ou l'aleuromètre.

La troisième partie est un thermomètre ordinaire marquant au moins 200 degrés gravés sur verre, de 50 en 50 degrés.

Enfin, la quatrième partie, ou l'aleuromètre, est un tube dont l'extrémité inférieure se divise et forme une petite cuvette destinée à recevoir le gluten à essayer. Dans ce tube, au moyen d'une virole, est fixée une petite tige de cuivre mobile divisée en un certain nombre de degrés, et qui peut monter et descendre, à frottement, comme un petit piston. Cette tige est garnie, à sa partie inférieure, d'une rondelle du diamètre du tube et ne descend pas jusqu'au fond de celui-ci ; l'espace compris entre la rondelle et le niveau de la cuvette équivaut à 25 des divisions du tube.

Pour opérer, on prépare une pâte composée de 30 grammes de farine et 15 grammes d'eau. On se sert, à cet effet, pour ne pas perdre un atome de farine, d'un bol de verre ou de porcelaine et d'un tube de verre plein, appelé, dans les laboratoires, *tube à agiter*. On malaxe cette pâte dans le creux de la main, dans un vase plein d'eau, comme pour l'analyse de la farine; on a bien soin de ne pas laisser échapper de fragments de gluten; quand on l'a obtenu, on le serre alors fortement dans la main pour exprimer une partie de l'eau qu'il retient encore mécaniquement. Dans cet état, on le pèse, puis on en extrait 7 grammes, dont on réunit toutes les parties déchirées ou qui tendent à se désunir, afin d'en former une petite boule, que l'on roule dans l'amidon sec et pulvérisé, ou, mieux encore, dans la fécule de pomme de terre, pour lui ôter toute adhérence; et, enfin, on dépose cette boule de gluten ainsi préparée, les aspérités réunies en dessous, dans la cuvette de l'aleuromètre graissé légèrement dans toutes ses parties intérieures. La tige seule n'a pas besoin d'être graissée.

Pendant la malaxation du gluten, on chauffe l'étuve à l'aide de l'alcool enflammé, et, lorsque le thermomètre placé dans le fourreau qui plonge dans l'huile annonce une température de 150 degrés, on remplace celui-ci immédiatement par l'aleuromètre, dans la cuvette duquel on vient de déposer le gluten. On laisse encore brûler la lampe à alcool pendant dix minutes, puis on la retire et on l'éteint; dix autres minutes après, ce qui fait vingt minutes, on retire le gluten de l'aleuromètre, après avoir constaté toutefois le nombre de degrés que la tige, en s'élevant, met à découvert.

Le gluten, sous l'influence de l'eau qu'il contient et qui se forme en vapeur, laquelle remplace ici l'acide carbonique de la fermentation comme effet mécanique, se dilate, se soulève et se solidifie, en se moulant sous la forme intérieure de l'aleuromètre. Dans son développement, il parcourt d'abord l'espace vide de 25 degrés qui le séparait de la tige, en acquérant assez de force pour soulever celle-ci jusqu'à quelquefois son maximum de dilatation, lequel est exprimé par les degrés mis à découvert au-dessus du chapiteau.

Il peut arriver que le gluten, dans son développement, n'atteigne pas la tige, c'est-à-dire qu'il n'ait pas 25 degrés de dilatation. Alors la farine d'où proviendrait un pareil gluten devra être considérée comme impropre à aucune panification.

Dans le mémoire où nous avons puisé les renseignements relatifs à l'aleuromètre, M. Boland donne un tableau de la quantité de gluten hydraté que lui ont donnée diverses farines, et du nombre de degrés que 7 grammes de ce gluten ont marqués à l'aleuromètre, nous allons seulement en citer les nombres extrêmes.

De la farine d'Étampes a donné 33 p. 100 d'un gluten qui a marqué 29 degrés, tandis qu'une autre farine provenant de blé de Berg n'a donné en poids que 32 p. 100 de gluten, mais lequel a marqué 50 degrés à l'aleuromètre. Ces nombres viennent à l'appui de ce que nous avons dit en parlant de l'appréciateur des farines de M. Robine.

Qualité des farines. Altérations naturelles. — La farine de bonne qualité est d'un blanc jaunâtre ; elle doit être douce au toucher ; on ne doit pas y sentir de parties dures ; elle se pelote dans la main et s'agglomère facilement ; quand elle roule sur elle-même, c'est un mauvais indice. Mise dans la bouche, sa saveur est celle de la colle fraîche ; elle doit s'y fondre facilement ; quand elle est altérée, elle a un goût aigrelet dû à la fermentation acide, quelquefois même son odeur et sa saveur sont nauséabondes ; c'est qu'alors elle a éprouvé la fermentation putride. Indépendamment de l'essai que nous avons indiqué en faisant une pâte avec un peu d'eau, il est bon de faire le suivant : On prend une poignée de farine, et avec une lame de couteau, ou, à défaut, avec le pouce, on la tasse, de manière à égaliser, à polir en quelque sorte sa surface. On examine alors cette partie de la farine avec une forte loupe, et, si l'on aperçoit des points brillants ou rougeâtres et des fragments de petit son, on peut être certain d'avoir affaire à un produit de basse qualité. Quand elle a été avariée, la farine est terne; quand elle est trop vieille, elle a presque toujours une odeur de moisissure.

La mouture produit quatre sortes de farines dont la qualité décroît comme les nombres 1, 2, 3, 4; aussi dit-on farine *première*, *deuxième*, *troisième* et *quatrième*. On connaît aussi les farines sous les noms de *fleur*, de *blanche* et de *bise*.

La farine est dite *piquée* quand, examinée à la loupe, comme nous l'avons dit, elle présente des parties de son.

On dit que la farine a l'odeur de *pierre à fusil* quand elle a été moulue sous des meules trop rapprochées, qui l'ont *échauffée* et ont altéré le gluten.

On appelle aussi farines *échauffées* les farines fermentées.

De même que le blé, la farine est sujette à l'attaque de divers insectes : nous allons en décrire quelques-uns, et en premier lieu les mites (*Acarus farinæ*). On ne les trouve que dans les vieilles farines; ils sont toujours l'indice d'une bien mauvaise conservation. Pour distinguer ces insectes, presque imperceptibles à l'œil nu, on est obligé de se servir de la loupe. Tout le monde connaît le *ver de la farine*, ne fût-ce que par l'usage que l'on en fait pour nourrir les rossignols : il se transforme en un papillon noir et allongé, connu sous le nom de ténébrion meunier (*Tenebrio molitor*), probablement parce que l'on ne le trouve guère que chez ces derniers. Le *Ptinus fur*, à l'état de larve, fait aussi de grands dégâts; c'est cet insecte que l'on rencontre aussi quelquefois dans les vieux pains à cacheter; on n'en trouve, comme les mites, que dans la vieille farine.

FALSIFICATIONS. — Comme nous le disait, il y a quelques jours, M. Boland, dont nous serons à même de citer les intéressantes recherches: « Le consommateur devra avoir lieu de s'effrayer de la longue liste de produits que vous dites pouvoir être mélangés à la farine, et, par suite, au pain. » Son observation serait parfaitement fondée, si nous ne nous étions réservé, après avoir donné la liste, d'y ajouter un commentaire. Il est maintenant tout à fait impossible, en raison du prix peu élevé des farines, d'y mélanger, par exemple, la fécule de pomme de terre, qui est d'un prix plus élevé. Il en est de même de la farine de riz. Quant au sable, à la chaux, aux os calcinés, au plâtre, etc., nous ne les avons cités que pour mémoire et pour rappeler qu'on peut, à la *grande rigueur*, les mélanger à la farine de froment dans certaines disettes, comme il ne s'en présente heureusement que rarement et où le blé atteint des prix exceptionnels. Tout au plus voit-on en Belgique quelques cas isolés de falsification par ces substances minérales; ils sont trop peu nombreux pour inspirer la moindre crainte au consommateur. Nous avons pourtant cru utile de décrire les moyens de reconnaître ces falsifications, pour les appliquer dans les quelques cas où elles pourraient se présenter. Quant à la farine de graine de lin, on dit que cette falsification s'est faite quelquefois en Belgique et dans le nord de la France ; nous avons consulté différentes personnes à ce sujet, et nous ne les avons pas trouvées d'accord sur l'existence de cette falsification ; d'où il faut conclure que si elle a été faite, ce n'est que fort rarement.

Dans la longue liste qui se trouve au commencement de cet article, on trouve, entre autres produits, l'arsenic! Falsifierait-on la farine avec de l'arsenic? Non, évidemment. D'abord, ce serait un peu cher, et ensuite l'imagination repousse une semblable supposition; mais quelquefois, par suite de négligences et surtout de la déplorable habitude de chauler les blés à l'acide arsénieux, plus connu sous le nom d'arsenic, des accidents terribles sont arrivés : nous entrerons dans quelques détails quand nous serons arrivés à cette question.

Pour nous résumer et définir quel est l'état actuel de la falsification des farines, nous dirons qu'il n'y en a que deux vraiment importantes : celle de la farine de maïs et celle de la farine des graines de légumineuses, et, parmi celles-ci, surtout la féverole. La falsification par la fécule de pomme de terre s'est faite sur une large échelle, quand le taux des farines était très-élevé. Quant aux falsifications par les autres farines, quoique se faisant quelquefois, elles ne sont pas générales.

Nous allons maintenant entrer dans le détail de chaque falsification en particulier.

Eau pour en augmenter le poids.—Quelquefois les farines contiennent une proportion d'eau trop considérable, proportion qui peut provenir de ce qu'on les a laissées trop longtemps dans des endroits humides. Cet état est toujours fâcheux, car les farines sont alors d'une conservation plus difficile, indépendamment de la perte résultant de l'augmentation de poids par une substance inerte.

Les farines ne doivent contenir que leur eau de végétation.

Farines mélangées de son et remoulages. — On s'est beaucoup préoccupé, dans ces derniers temps, de la question de savoir s'il était avantageux de bluter la farine. D'après les expériences de M. Millon, le son ne contiendrait que 5 à 6 p. 100 de ligneux ou cellulose, et, en outre, plus de matières azotées, le double de matière grasse que la fleur de farine, et deux principes aromatiques qui n'existent pas dans celle-ci ; d'où il conclut que par le blutage on élimine la partie la plus nutritive du grain de blé, et qu'en faisant subir une nouvelle mouture aux produits que l'on est dans l'habitude de séparer, un nouveau blutage, et les ajoutant à la fleur de farine, on obtient un pain bien plus savoureux et bien plus nourrissant qu'avec les procédés ordinaires. Cette théorie tendait à renverser toutes les idées que l'on s'était faites sur la mouture des grains ; malheureusement l'expérience ne lui a pas donné raison, et, comme par le passé, on retire de la farine 10 à 20 p. 100 de son. M. Eugène Péligot, dans une récente analyse qu'il a faite du blé, a reconnu la justesse des observations de M. Millon, relativement à la quantité de cellulose ou matière inerte contenue dans le son, mais il attribue la difficulté que l'on éprouve à panifier celui-ci à la grande quantité de matière grasse qu'il contient, et conclut en disant que le blutage ne l'élimine pas moins avec autant de raison que le ligneux.

C'est surtout dans la farine avec laquelle on fait le pain grossier des campagnes, et la farine de la manutention militaire que l'on trouve des quantités plus ou moins considérables de son ; il y a quelques années même, on a vendu sur le marché de Paris des farines qui en contenaient une certaine quantité.

Pour reconnaître le son dans la farine, il faut la passer au tamis fin ; il reste le son. On pourrait encore traiter successivement la farine à chaud par la diastase ou l'acide sulfurique étendu d'une certaine quantité d'eau qui dissolvera l'amidon ; on traitera ensuite et toujours à chaud par une solution de potasse caustique, qui dissolvera toutes les matières azotées et la matière grasse ; resteront les pellicules de son.

L'acide sulfurique doit être à 1 p. 100 d'eau ; on fera bouillir pendant deux ou trois heures ; la potasse doit être à 2 p. 100.

Farines mélangées de riz. — Cette falsification ne s'est faite qu'à des époques de grande disette, et où le prix de la farine était très-élevé. Quand la farine en contient seulement 6 à 8 p. 100, on peut reconnaître au toucher les grains de la farine de riz, qui sont durs et grossiers. En faisant une pâte et malaxant sous l'eau pour extraire le gluten, et versant les eaux de lavage sur un tamis de soie un peu fin, les grains d'amidon passent et ceux de riz restent. En les examinant à la loupe, ils apparaissent sous forme de grains anguleux, irréguliers et très-gros relativement aux granules amidoniques. En recueillant les parties qui se déposent les premières des eaux de lavage pour les examiner à la loupe, on peut reconnaître une très-petite quantité de cette substance.

Farines mélangées de maïs. — Cette falsification est une de celles qui se font le plus fréquemment ; heureusement elle est très-facile à reconnaître. Pour cela, on peut suivre absolument le même procédé que pour la farine de riz; on remarquera seulement que les grains de maïs sont plus gros que ceux de cette dernière. Indépendamment de ce procédé, on peut expérimenter avec le suivant, qui a été proposé par M. Mauviel-Lagrange. On prend 2 grammes de la farine à essayer, et on la traite par 4 grammes d'acide azotique, en agitant avec un tube de verre; on délaye bien afin de ne pas laisser de grumeaux; le tout se transforme en une matière jaunâtre, translucide et poisseuse, tendant à s'étendre en membrane; on ajoute alors par portions 60 grammes d'eau distillée, en agitant doucement, quoique en ayant soin de délayer exactement la matière jaune; puis on ajoute toujours par portions, pour saturer l'acide, un liquide formé de 2 grammes de sous-carbonate de potasse dissous dans 8 grammes d'eau distillée. Quand l'effervescence occasionnée par le dégagement de l'acide carbonique est finie, on aperçoit des flocons d'une couleur jaune uniforme dans la liqueur, si la farine est pure; si elle renferme du maïs, parmi ces flocons jaunes on aperçoit des taches orangées plus ou moins foncées, jusqu'au rouge brique intense; les taches seront formées par de petites portions de tissus organiques affectant la forme rectangulaire plus ou moins allongée. Nous avons employé ce procédé dans tous nos essais, et nous en avons toujours obtenu de bons résultats; quand on a expérimenté plusieurs fois avec, on peut supprimer les pesées, et il devient alors de la plus grande simplicité.

On peut reconnaître de 4 à 5 p. 100 de farine de maïs.

FARINES MÉLANGÉES DE GRAINE DE LIN. — Cette falsification s'est faite, suivant quelques auteurs, en 1845 et 1847, en Belgique et dans nos départements du nord. On employait les tourteaux de graine de lin, qui ont peu de valeur une fois qu'on a extrait de la graine toute l'huile qu'elle contenait. Aulagnier, dans son *Dictionnaire des substances alimentaires*, rapporte que des accidents sérieux sont résultés de l'usage de pain dans lequel il entrait de la farine de graine de lin.

Pour reconnaître le mélange des deux farines, on prépare une solution de 14 parties de potasse caustique dans 100 parties d'eau, et on délaye une petite quantité de la farine dans cette liqueur ; on examine au microscope ou au moyen d'une forte loupe, quand l'amidon a été dissous, s'il ne reste plus de petits fragments de l'enveloppe de la graine de lin de forme rectangulaire, plus ou moins allongés et colorés en rouge. C'est à ce caractère que l'on peut reconnaître une faible addition de farine de graine de lin.

FARINE MÉLANGÉE DE SARRASIN. — La farine de sarrasin se trouvant toujours formée de grains assez grossiers, on peut la reconnaître dans la farine de froment, en suivant le même procédé que pour le riz. On distingue les fragments de sarrasin de ceux de riz et de maïs en ce que, sous le microscope, au lieu de paraître d'une texture uniforme, on peut distinguer les agglomérations de cellules qui les composent.

Farines mélangées d'orge et de seigle. — Tout le monde sait que la farine d'orge donne un pain très-désagréable et très-lourd, d'où le dicton populaire : « Grossier comme du pain d'orge. » Il faut croire que les anciens étaient moins difficiles que nous et qu'ils appréciaient le pain d'orge, car on lit, dans le livre XVIII de Pline, qu'il composait une partie de la nourriture des gladiateurs et des athlètes, qu'on appelait pour cette raison *hordearii*. Ce pain fut une ressource pour le peuple dans la disette de 1709.

Le mélange de froment et de seigle se fait journellement. On sème ordinairement les deux graines ensemble, on les recueille et on les moud aussi ensemble. Ce mélange est appelé méteil, et le pain qu'on en obtient porte le nom de pain de méteil. Ce pain a une odeur et un goût particuliers qui ne sont point désagréables, il plaît même à beaucoup de personnes ; il est moins blanc que celui de pur froment et aussi un peu moins nourrissant.

Tant que la farine de méteil est vendue pour telle, il n'y a rien à dire ; mais quand on veut la vendre pour de la farine de froment, il y a fraude, et nous devons indiquer les moyens de la reconnaître. Pour cela on fait une pâte avec la farine suspecte, on isole le gluten par lavage, et on recueille l'amidon, que l'on examine au microscope pendant qu'il est encore humide. Les granules d'amidon du seigle se distingueront de ceux du froment en ce qu'au lieu d'offrir une surface unie, ils présenteront une petite fente ou même deux en croix, et que par la dessiccation ces fentes disparaîtront et reparaîtront de nouveau par l'humectation. Il faut, auparavant de faire cet essai, s'assurer, par un des procédés que nous indiquons plus loin, que la farine ne contient pas de légumineuses.

Farines mélangées de mélampyre. — La farine qui contient de cette graine donne un pain dont le principal caractère est d'être d'une couleur violacée. Indépendamment de cela, son odeur est désagréable et sa saveur amère ; c'est principalement dans la campagne où l'on rencontre des farines mélampyrées. M. Dizé a donné le moyen suivant pour les reconnaître : on fait une pâte avec 5 grammes de farine et une quantité de vinaigre suffisante pour l'amener à l'état d'une pâte molle, que l'on met dans une cuiller d'argent ; on chauffe de manière à former un petit pain. Quand la cuisson est finie, ce qu'on reconnaît à l'aspect de la pâte, on la retire du feu, et, en la cassant, on trouvera son intérieur coloré en rouge violet s'il y avait du mélampyre. Avec quelque habitude, on en reconnaîtra la plus ou moins grande quantité par l'intensité de la nuance.

Farines mélangées de légumineuses. — De toutes les légumineuses employées pour falsifier la farine de froment, celle dont on fait le plus grand usage est la farine de féverole, à cause de son bas prix et de sa propriété de lever même sans addition de levain. M. Donny, qui a fait de nombreuses recherches sur les falsifications des farines et à qui l'on doit l'heureuse application des propriétés de la solution faible de potasse à la destruction de l'amidon et de la fécule, de l'amidon et de la graine de lin, en employant une solution plus concentrée, a donné un procédé pour reconnaître d'abord les mélanges de farine et de féverole ou de vesce, et ensuite les légumineuses en général.

Pour reconnaître les farines de féveroles ou de vesces, on prend une petite capsule de porcelaine et on étend régulièrement autour de son fond, en ayant soin de laisser un espace vide au centre, une certaine quantité de la farine, puis on verse au fond de la capsule, dans l'espace vide, quelques gouttes d'acide azotique ; on recouvre d'une autre capsule de même grandeur et on chauffe légèrement avec une lampe à esprit-de-vin de manière à vaporiser l'acide ; la farine prend une couleur jaunâtre faible; on éponge ce qui reste d'acide azotique avec du papier brouillard, et on le remplace par quelques gouttes d'ammoniaque; on recouvre avec l'autre capsule et on laisse agir pendant quelque temps. Si la farine contenait une certaine quantité de féverole ou de vesce, elle a contracté une couleur rosâtre, et, examinée sous le microscope ou à la loupe montée, elle laisse apercevoir de petits lambeaux d'une couleur purpurine et de formes irrégulières; rien de semblable ne se produit avec de la farine pure.

Pour reconnaître une légumineuse quelconque, M. Donny emploie une solution de potasse à 12 p. 100, avec laquelle il traite une portion de la farine; tout l'amidon est dissout, et il ne reste que le tissu des légumineuses, que l'on peut apercevoir sous forme d'un réseau transparent au microscope.

Bien d'autres moyens ont été proposés pour reconnaître ces falsifications. Nous ne citerons que le suivant, qui est très-simple, n'exigeant l'emploi d'aucun instrument particulier, et qu'on pourra toujours employer quand on n'aura pas à sa disposition de loupe montée ou de microscope.

On extrait le gluten par le lavage et on ajoutera dans l'eau, tenant en suspension l'amidon, une certaine quantité d'ammoniaque liquide, on agitera, puis on laissera déposer la liqueur; on filtrera et on versera dans le liquide limpide une petite quantité d'acide azotique; s'il y avait de la farine de légumineuses, le liquide se troublera et laissera déposer de la légumine, qu'on pourra recueillir sur un filtre et peser après l'avoir desséchée convenablement ; on prend le poids du filtre avant l'opération, et on le déduit du poids total. Si on a opéré sur 100 grammes de farine, on pourra estimer la quantité de légumineuse qu'elle contenait, en sachant que 0,90 de légumine représente 5 p. 100 de farine.

En faisant cet essai, on pourra remarquer que, quand les farines contiennent des légumineuses, l'eau de lavage devient savonneuse et exhale l'odeur caractéristique des haricots, des pois, etc. ; le gluten obtenu est terne, peu élastique, et, l'eau de lavage étant abandonnée à elle-même à une température convenable (20°), il se formera sous peu de temps une fermentation putride bien différente de la fermentation lactique que l'on obtient avec une farine pure, et dont l'odeur est celle du lait aigre.

Les légumineuses donnent un pain lourd, désagréable ; il est pourtant quelques pays où on les mélange avec les grains de froment. Nous ne citerons pour exemple que la Toscane, où l'on vend un mélange de blé et de vesce connu dans les marchés sous le nom de *grana vecciato*. Les paysans recherchent le pain fait avec cette farine, d'abord parce qu'ils lui trouvent un goût agréable, ensuite parce qu'il tient plus au corps.

Farines mélangées de fécule de pommes de terre. — Cette fraude, qui se fait aussitôt que le prix des farines le permet, est maintenant très-facile à distinguer par le procédé de M. Donny. On prend une portion de la farine suspecte, on l'étend en couche mince sur le porte-objet d'un microscope, et on la délaye dans une solution formée, de 2 grammes de potasse pour 100 grammes d'eau distillée ; sous l'action de ce réactif, les grains d'amidon de la farine ne sont pas sensiblement attaqués, tandis que les grains de fécule se gonflent, s'étendent et acquièrent un volume considérable ; ils s'étendent au milieu des grains de farine sous forme de grandes taches transparentes, et dont on peut rendre la présence plus sensible en faisant évaporer l'eau avec précaution à la flamme d'une lampe à esprit-de-vin, et ajoutant une goutte ou deux d'une solution alcoolique d'iode, qui colorera en bleu tous les globules. Quand il n'y a dans la farine qu'une très-petite quantité de fécule, on peut séparer le gluten par le lavage, passer le liquide laiteux au tamis, et, laissant déposer dans un vase conique, recueillir les portions qui se déposent les premières, et qui contiendront toute la fécule en raison de sa pesanteur spécifique, pour les examiner comme nous l'avons indiqué.

Voici un autre procédé, où il n'est point besoin de microscope, et qui est dû à M. Boland. Ce procédé repose sur la différence de volume des granules de fécule et d'amidon, et, en observant toutes les précautions que nous allons indiquer, donne de très-bons résultats.

On isole d'abord le gluten par lavage, on recueille toutes les eaux et on les laisse déposer dans un verre conique ; un verre à expérience est très-propre à cet usage. On laisse le dépôt se former tranquillement pendant une heure, puis on décante l'eau surnageante avec un siphon ; deux heures après, on enlève les dernières portions d'eau avec une pipette, et on peut même, pour hâter la dessiccation, déposer légèrement à la surface de l'amidon l'extrémité d'une bande de papier Joseph, papier non collé, de sept à huit centimètres de long sur deux de large, et qui absorbera les dernières portions d'eau. Quand l'amidon a pris une certaine consistance, on enlève avec une petite spatule de verre ou une petite cuiller une couche de gluten divisé qui se trouve à la surface de l'amidon, et on laisse sécher à une température convenable, jusqu'à ce qu'on puisse détacher le petit cône solide qui s'est formé ; s'il y avait de la fécule dans la farine, elle s'est déposée en partie la première et se trouve au sommet du cône, où on pourrait déjà en présumer la présence par son aspect brillant sous la loupe et à une forte lumière. Pour la découvrir avec plus de sûreté, on détache un gramme d'amidon à partir du sommet du cône, en supposant que l'on ait opéré sur 20 grammes de farine ; on broie cette portion avec précaution et à sec dans un *petit mortier d'agate*, on mouille quelque temps après le pilon, et on continue de broyer en ajoutant successivement de l'eau par petite portion jusqu'à bien délayer la pâte; on filtre et on essaye le liquide obtenu par quelques gouttes d'une solution alcoolique d'iode qui le coloreront en bleu foncé si la farine contenait de la fécule, et n'y occasionneront qu'une coloration jaunâtre qui ne persistera pas longtemps si la farine était pure.

M. Boland a proposé même par son procédé de déterminer dans quelles proportions s'est fait le mélange de fécule avec la farine. L'addition de fécule ne se faisant qu'entre 10 et 25 p. 100, limite du bénéfice et limite de la panification, c'était entre ces deux nombres que M. Boland avait à diriger ses recherches; l'expérience lui a démontré qu'en opérant sur 20 grammes de farine, chaque couche de 1 gramme enlevée à partir du sommet du cône d'amidon et qui, triturée au mortier d'agate, se colorera en bleu foncé par l'iode, indiquera une proportion de 5 p. 100 de fécule dans la farine. Le mortier d'agate est indispensable, car on n'obtiendrait pas de résultats, ou ils pourraient induire en erreur, si on opérait dans des mortiers de porcelaine vernie ou de biscuit, de verre ou de métal ; de plus, il faut que le diamètre du mortier d'agate n'excède pas cinq centimètres.

Enfin, voici un autre procédé qui offre l'avantage d'être plus expéditif, en ce qu'on n'est pas obligé de procéder à la séparation du gluten, mais qui n'offre pourtant pas le degré d'exactitude des deux précédemment décrits.

On prend :

Farine,	16 grammes,
Grès en poudre,	16 grammes,
Eau,	1/16 de litre.

On triture dans un mortier la farine et le grès en poudre, en appuyant un peu fortement sur le pilon ; on ajoute ensuite l'eau par petite portion, de manière à former une pâte homogène qu'on délaye avec le reste de l'eau ; on filtre, on prend 1/16 de litre de la liqueur claire, et on y ajoute 1/32 de litre de solution aqueuse d'iode préparé à l'instant au moyen de 8 grammes d'iode dans 500 grammes d'eau distillée ; si la farine est pure, on n'obtiendra qu'une coloration rose tirant sur le rouge ; dans le cas contraire, la coloration est d'un bleu foncé et persiste bien plus longtemps que la première. Ce procédé peut s'appliquer même quand la fécule a été mélangée, puis le tout passé sous la meule et bluté.

Quand une farine contient au moins 10 p. 100 de fécule, on peut, avec la loupe ou au soleil avec un peu d'attention, distinguer les grains de fécule, comme nous nous en sommes maintes fois assuré ; il est indispensable, quand on fait cet essai, de lisser la surface de la farine avec une lame de couteau.

C'est principalement en 1839 que la falsification de la farine par fécule de pommes de terre a eu lieu. Cette addition est préjudiciable pour deux raisons, en ce qu'elle lèse non-seulement le consommateur, mais aussi le boulanger : le consommateur, en ce que, pour la même somme d'argent, il pourrait avoir un même poids d'un aliment pur et qui contiendrait plus de matière nutritive; le boulanger, et voici comment : la ville de Paris leur accorde un bénéfice de 11 fr. par sac de farine pesant 159 kilog., et leur défend de produire avec ce sac plus de 204 kilogr. de pain; la différence entre ces deux nombres représente la quantité d'eau absorbée par la farine et qui est indispensable à la panification; mais comme la fécule n'absorbe pas d'eau, on comprendra qu'un sac de farine féculée ne rendra pas 204 kilog. de pain, et c'est cette différence de rendement avec une bonne farine qui constitue la perte du boulanger.

Farines mélangées de sable, de chaux, d'os calcinés, d'albatre, de platre et de craie. — Nous avons déjà dit que ces falsifications se font extrêmement rarement, et aux époques de grande disette; pourtant nous devons signaler un emploi tout spécial de la chaux que MM. Lassaigne et Chevallier, dans une récente expertise, ont reconnu avoir été ajouté frauduleusement à la farine pour masquer l'acidité résultant de la fermentation.

Il se présente de temps en temps des cas isolés de ces sophistications; c'est ainsi qu'on lit dans le numéro de janvier 1850 du *Journal de Chimie médicale* l'article suivant :

« Une descente ayant eu lieu dans le moulin du sieur Homée fils, meunier à Bouffiaulx (Belgique), on y trouva une certaine quantité de carbonate de chaux, de *craie;* des farines saisies contenaient de ce sel en quantité plus ou moins considérable. Traduit devant le tribunal de Charleroy, Homée fut acquitté *pour le délit de sophistication des denrées alimentaires*, mais condamné à une année d'emprisonnement et à une amende, *pour avoir trompé sciemment un acheteur sur la qualité des farines qu'il lui avait vendues.*»

On lit dans le même journal, quelques numéros auparavant, que le sieur Gillon, meunier à Fosse (Belgique), a été condamné par le tribunal de Namur à un an de prison et 300 fr. d'amende, pour avoir mêlé à des farines de la craie et le produit de la mouture des graines de légumineuses.

Pour reconnaître le carbonate de chaux, on prend 20 grammes de la farine à essayer qu'on délaye dans 100 grammes d'eau distillée, puis on ajoute de l'acide chlorhydrique; s'il y a du carbonate de chaux, on voit une effervescence due au dégagement de l'acide carbonique et la liqueur filtrée (1) précipite en blanc par l'oxalate d'ammoniaque assez fortement.

On constate l'addition d'une substance minérale quelconque dans la farine par le procédé suivant : on pèse très-exactement 2 grammes de farine ; on les met dans une petite capsule de platine et on chauffe avec une lampe à esprit-de-vin de manière à maintenir la température au rouge brun, jusqu'à ce que toute la matière organique soit brûlée et qu'il ne reste plus de parties charbonneuses dans la capsule ; on pèse les cendres, qui ne doivent pas s'élever à plus d'un demi-centième de gramme. On devra d'abord s'assurer que la farine ne contient pas de légumineuses, car celles-ci fournissant une plus grande quantité de cendres que la farine pure, le résultat pourrait être faussé.

Farines mélangées d'arsenic. — On ne saurait trop appeler l'attention des cultivateurs et des meuniers sur la nécessité de tenir toujours éloigné soit du blé, soit des meules ou des blutoirs, les substances toxiques, qui, par leur mélange avec la farine, peuvent occasionner des accidents graves. C'est ainsi que quelques empoisonnements sont arrivés par suite de blés chaulés à l'acide arsénieux pour l'ensemencement, et qui, par mégarde, ont

(1) Il est nécessaire que le filtre ait été lavé préalablement à l'acide chlorhydrique étendu pour dissoudre les sels calcaires que contient toujours la pâte du papier.

été mélangés à d'autres blés destinés à la mouture.

Dans les communes de Lucenay, Chevagne et Chezy (Nièvre), survint tout à coup une véritable épidémie, suivie de plusieurs cas de mort. Tous les malades offraient le caractère de l'affection connue sous le nom de colique des peintres, colique de plomb ; on fut pendant assez longtemps à chercher la cause de ces accidents, et enfin on reconnut qu'ils étaient causés par des farines provenant d'un moulin de Lucenay, lesquelles farines étaient empoisonnées par le contact des appareils en plomb dont on avait eu l'imprudence de se servir dans le moulin. Dans le même numéro du *Journal de Chimie médicale* (août 1849), où ce fait est rapporté, on lit que, par l'inattention d'un domestique, 25 ou 30 livres d'acétate de plomb furent mélangées à quatre-vingts sacs de farine dans la ville de Stourbridge, dans le Worcestershire (Angleterre), et que le nombre des victimes de cette déplorable méprise s'est élevé à plus de cinq cents.

Nous bornerons là des citations que nous n'avons données que pour faire apprécier l'importance de la propreté et du soin que l'on doit apporter dans les endroits où l'on conserve soit des farines, soit des grains, puisqu'une négligence peut avoir de si terribles résultats.

Nous espérons que l'importance du sujet nous fera pardonner cette petite digression.

III. AMIDON.

L'amidon n'est point précisément une substance alimentaire ; il est remplacé dans presque tous les cas par la fécule de pomme de terre, qui est meilleur marché ; aussi est-ce principalement avec cette dernière qu'on le mélange. Pour le reconnaître, on peut suivre le procédé que nous avons déjà indiqué à propos des farines, au moyen de la solution à 2 p. 100 de potasse et du microscope ; le cas est absolument le même ; le gluten est éliminé naturellement.

Avec un peu d'habitude, et quand la proportion de fécule est assez forte, on peut le reconnaître par le toucher (l'amidon a moins de douceur) et par les points brillants que l'on aperçoit au soleil et avec l'aide de la loupe. En masse, l'amidon s'agglomère plus facilement et tend à passer entre les doigts et à rouler sur lui-même quand la proportion de fécule est de 20 à 25 p. 100. Ce que nous venons de dire ne s'applique qu'à l'amidon en poudre ; quant à l'amidon en baguette, en le cassant on peut apercevoir les points brillants de la fécule, mais l'essai est plus difficile, et, pour se prononcer, il faut avoir recours aux procédés chimiques que nous avons indiqués.

Quelquefois on a ajouté à l'amidon de la craie, du plâtre, de la chaux, etc. On peut reconnaître toutes ces substances minérales en chauffant au rouge obscur 1 gramme d'amidon dans une petite capsule de platine au moyen de la lampe à esprit-de-vin; l'amidon pur ne laisse pas de cendres, et s'il y en a dans la capsule, elles sont dues à une addition frauduleuse de substances minérales.

On pourrait encore traiter 1 gramme d'amidon par 40 grammes d'une solution à 2 p. 100 de potasse caustique dans l'eau distillée. L'amidon devra se dissoudre sans résidu et donner une liqueur limpide.

IV. PAIN.

Le pain doit contenir nécessairement toutes les substances qu'on a mélangées à la farine, et les procédés pour les découvrir diffèrent peu de ceux que nous avons indiqués pour celles-ci.

Indépendamment de ces falsifications, il en est d'autres plus graves, et qui, après s'être exercées en Angleterre et en Belgique, où elles ont pris naissance, ont fini par passer en France.

On a peine à croire que des boulangers, pour pouvoir panifier des farines avariées, aient employé des produits aussi dangereux et d'une action aussi violente sur l'économie animale que les sulfates de zinc et de cuivre, plus connus sous les noms de *vitriol blanc* et *vitriol bleu*. Ces produits n'ont pas été les seuls employés, car des expériences ont décelé dans le pain, et malheureusement assez souvent, la présence de l'alun et de sels de magnésie.

Ces composés ont été ajoutés à la farine, il est vrai, en dose assez faible pour n'avoir pas à craindre d'accidents ; mais leur emploi n'en constitue pas moins un danger permanent, le maniement de pareilles substances pouvant produire de terribles résultats en cas d'erreur. Nous croyons même que l'usage continuel d'un pain ainsi travaillé peut occasionner à la longue quelques dérangements dans la santé, et que son action, pour être lente, n'en est pas moins appréciable et funeste.

Quoique ces moyens coupables soient quelquefois pratiqués en France, nous devons constater qu'ils le sont bien moins souvent que dans les pays que nous avons indiqués, et que nos tribunaux ont rarement à sévir contre de semblables délits.

Nous étudierons le pain sous quatre points de vue différents :

1° Dans les altérations qu'il peut offrir, résultant de farines sophistiquées ;

2° Dans les préparations toxiques qu'on peut y avoir ajouté, soit afin de pouvoir panifier des farines avariées, soit afin de donner au pain plus de blancheur, de légèreté et un goût plus savoureux ;

3° Dans les altérations naturelles résultant de moisissures, d'insectes ou de champignons spéciaux ;

4° Dans les diverses qualités de pain entre elles, depuis les pains façonnés jusqu'au pain de munition et au pain grossier des campagnes. Nous parlerons en même temps de l'influence des divers procédés usités dans la fabrication, sur la qualité du pain, et de l'action de ceux mal préparés et mal cuits sur l'économie animale.

1° Pains provenant de farines sophistiquées. — Ainsi que nous l'avons dit, les procédés pour reconnaître ces mélanges sont, à bien peu de chose près, les mêmes que ceux que nous avons indiqués pour les farines. Dans tous les essais, on devra opérer avec la mie du pain et non avec la croûte, qui, par l'action d'une température plus élevée, a subi des modifications profondes dans sa composition.

Pour reconnaître le son, quand l'examen de la mie du pain n'en démontre pas manifestement la présence par son peu de légèreté, son aspect plus grossier que celle du pain ordinaire de bonne qualité, on la réduit en petits fragments, et, après l'avoir desséchée convenablement, on la traite, comme nous l'avons indiqué pour les farines, au moyen des solutions aqueuses d'acide sulfurique et de potasse caustique.

Les pains contenant des farines de riz, de maïs, de graine de lin, de sarrasin, de seigle, d'orge et de mélampyre, se reconnaîtront à l'opacité de la mie, aux points durs et grossiers qu'on y rencontre

Figure 1re.

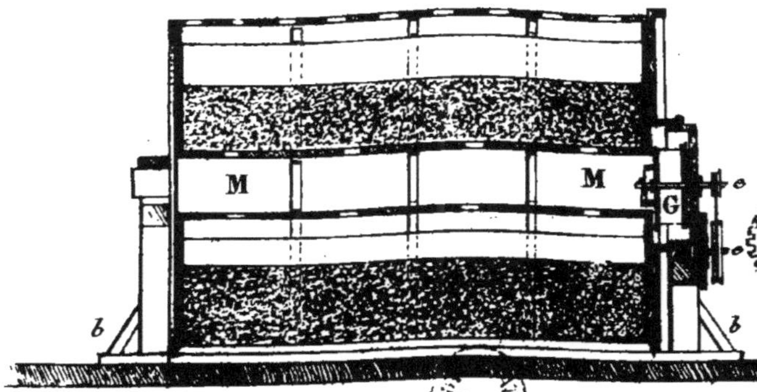

M

M

G

b

b

Figure 2me.

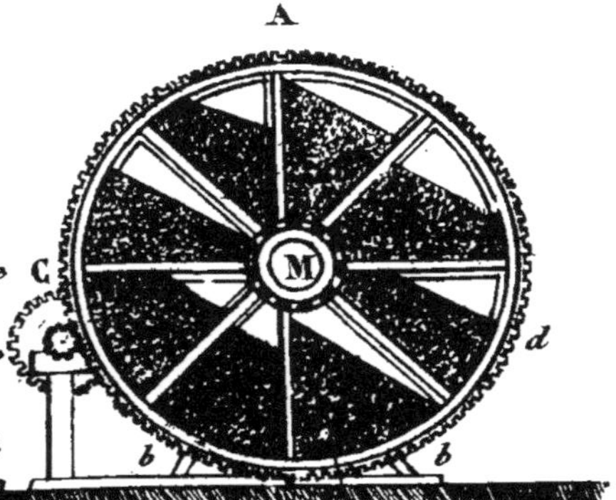

A

M

C

d

b

b

Maire, sc.

TRAITÉ DES FALSIFICATIONS. PLANCHE IIme.

Fig. 1re

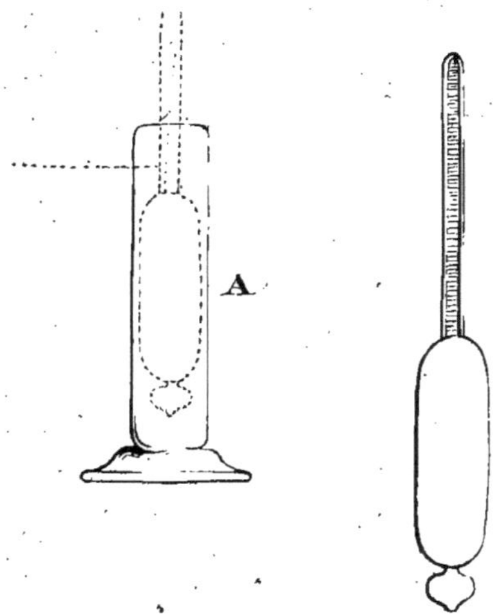

A

Fig. 2me

25 Dégrés.

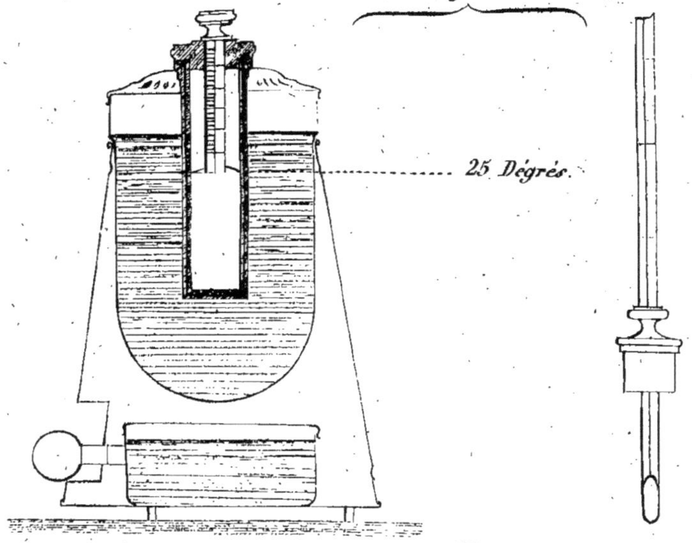

E. Dangiville, del. Maire, sc.

CONDITIONS ET MODE D'ABONNEMENT.

Un fort volume in-8°, sur beau papier, orné de planches, publié en 10 livraisons à 40 c. — 4 fr. l'ouvrage complet, payable d'avance.

Les livraisons paraîtront le 1er de chaque mois.

On souscrit chez Goldschmidt frères, passage du Caire, 99, ou, en envoyant franco par la poste son nom et son adresse à M. Emile Bangiville, faubourg Saint-Denis, 110, on portera à domicile, dans les vingt-quatre heures, la quittance d'abonnement et les livraisons déjà parues.

Pour les départements, envoyer à l'adresse ci-dessus un bon de 5 fr. sur la poste.

LE MONITEUR AGRICOLE, Journal d'agriculture, d'hygiène vétérinaire et de jardinage, publié par une réunion de cultivateurs et de vétérinaires sous la direction de M. Magne, professeur d'agriculture, d'hygiène, etc., à l'école vétérinaire d'Alfort, rédacteur en chef. — On s'abonne au bureau du Journal, au comptoir des Imprimeurs-Unis, quai Malaquais, 15, à Paris. — Prix : Par an, pour Paris 8 fr.; pour les départements 9 fr. 50 c.

CHOIX DES VACHES LAITIÈRES ou description de tous les signes à l'aide desquels on peut apprécier les qualités lactifères des vaches, par J.-H. Magne, professeur à l'école vétérinaire d'Alfort. Un volume in-12 avec 7 planches. Prix : 2 fr. Chez M. Hamon, éditeur, 15, quai Malaquais.

TRAITÉ DES MOYENS DE RECONNAITRE LES FALSIFICATIONS DES DROGUES SIMPLES ET COMPOSÉES, etc., par Bussy et Boutron-Charlard. Paris, 1829.

DE LA SOPHISTICATION DES SUBSTANCES MÉDICAMENTEUSES et des moyens de la reconnaître, par Favre. Un volume in-8. Paris, 1812.

AVIS.

Nous engageons ceux de nos abonnés qui auraient quelques documents peu connus sur les falsifications des substances alimentaires à nous les communiquer. Ce sera avec le plus grand plaisir que nous enregistrerons, pour les publier en leur temps, les renseignements qu'ils voudront bien nous donner. (Écrire à M. Emile Bangiville, faubourg Saint-Denis, 110.)

Paris. — Imprimerie de Schneider, rue d'Erfurth, 1.

CONDITIONS ET MODE D'ABONNEMENT.

Un fort volume in-8°, sur beau papier, orné de planches, publié en 10 livraisons à 40 c. — 4 fr. l'ouvrage complet, payable d'avance.

Les livraisons paraîtront le 1er de chaque mois.

On souscrit chez Goldschmidt frères, passage du Caire, 99, ou, en envoyant franco par la poste son nom et son adresse à M. Emile Dangivillé, faubourg Saint-Denis, 110, on portera à domicile, dans les vingt-quatre heures, la quittance d'abonnement et les livraisons déjà parues.

Pour les départements, envoyer à l'adresse ci-dessus un bon de 5 fr. sur la poste.

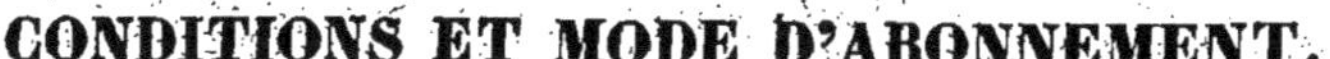

AVIS.

Nous engageons ceux de nos abonnés qui auraient quelques documents peu connus sur les falsifications des substances alimentaires à nous les communiquer. Ce sera avec le plus grand plaisir que nous enregistrerons, pour les publier en leur temps, les renseignements qu'ils voudront bien nous donner. (Ecrire à M. Émile Dangivillé, faubourg Saint-Denis, 110.)

Paris. — Imprimerie de Schneider, rue d'Erfurth, 1.

www.ingramcontent.com/pod-product-compliance
Ingram Content Group UK Ltd.
Pitfield, Milton Keynes, MK11 3LW, UK
UKHW020409230726
13925UKWH00003B/1330